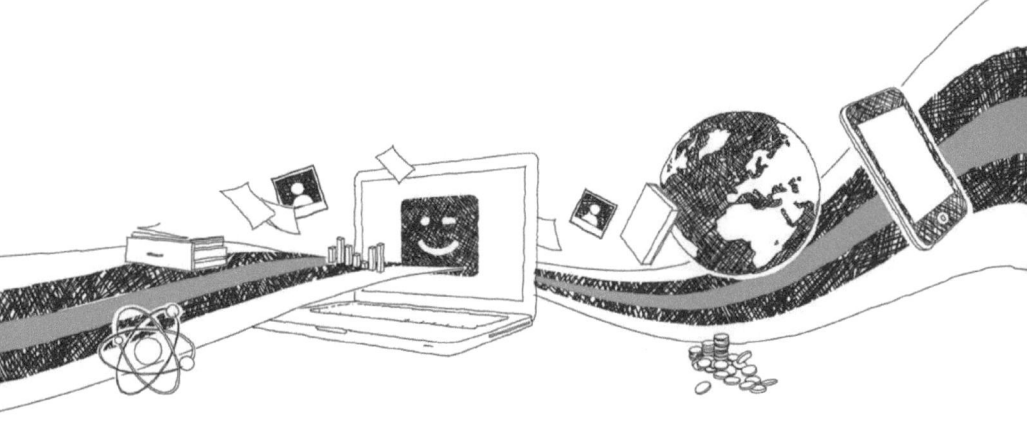
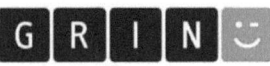

Danilo Bernitz

Das Gesundheitskonzept von A. Antonovsky - Zur Bedeutung der Salutogenese für die Gesundheitswissenschaft am Beispiel der Gesundheitskasse AOK Sachsen

GRIN Verlag

Bibliografische Information der Deutschen Nationalbibliothek:

Die Deutsche Bibliothek verzeichnet diese Publikation in der Deutschen National-
bibliografie; detaillierte bibliografische Daten sind im Internet über http://dnb.d-
nb.de/ abrufbar.

Impressum:

Copyright © 2007 GRIN Verlag GmbH
Druck und Bindung: Books on Demand GmbH, Norderstedt Germany
ISBN: 978-3-638-91384-3

Dieses Buch bei GRIN:

http://www.grin.com/de/e-book/84441/das-gesundheitskonzept-von-a-antonovsky-
zur-bedeutung-der-salutogenese

Hamburger Fern-Hochschule

Studiengang Pflegemanagement

Freiburg

Studienfach Gesundheitswissenschaft

Hausarbeit zum Themenkomplex

Das Gesundheitskonzept von A. Antonovsky -
Zur Bedeutung der Salutogenese für die Gesundheitswissenschaft
am Beispiel der Gesundheitskasse AOK Sachsen

Frühjahrssemester 2007

von

Danilo Bernitz

25.08.07

Inhaltsverzeichnis

1 Verzeichnisse

1.1 Abbildungs- und Tabellenverzeichnis

1.2 Abkürzungsverzeichnis

AOK	Allgemeine Ortskrankenkasse
BZgA	Bundeszentrale für gesundheitliche Aufklärung
cm	Zentimeter
dgvt	Deutsche Gesellschaft für Verhaltenstherapie
vgl.	vergleiche

2 Einführung in die Thematik

Das deutsche Gesundheitswesen ist traditionell sehr stark auf die „Krankheit" ausgerichtet. Die Mediziner behandeln Krankheiten und werden von den Krankenkassen bezahlt. In der Pflege wurden bis 2003 Krankenschwestern und Krankenpfleger ausgebildet. Wydler et al. drücken das so aus: „... Medizin als Reparaturbetrieb ..." (Wydler et al. 2000: 11). Daraus ergibt sich die Kernfrage: „Warum wird der Mensch krank?" - Doch es gibt auch Menschen die trotz dieser krank machenden Faktoren wie beispielsweise Rauchen, Fehlernährung und mangelnder Bewegung bis ins hohe Alter keinen Arzt brauchen, da sie „gesund" sind. Wie ist das möglich? **„Was erhält den Menschen gesund?"** Darauf gibt die pathologische Sichtweise keine Antworten. Doch genau diese Frage stellte Antonovsky und entwickelte ein Modell. Dabei stellte er der Pathogenese die Salutogenese gegenüber. Doch was ist Salutogenese? - Dazu ein kurzer Blick in das klinische Wörterbuch „Pschyrembel" (Seit der 259. Auflage aus dem Jahr 2002 ist der Begriff „Salutogenese" dort zu finden.):

„Salutogenese ... [ist die] Bez[eichnung] für den individuellen Entwicklungsprozess von Gesundheit, der sich als zeitbezogenes Ereignis personaler Lern- u[nd] Reifungsprozesse, genet[ischer] Ausstattung, physiol[ogischen] Verhaltens u[nd] soziobiol[ogischer] Umweltfaktoren darstellt." (Pschyrembel. Klinisches Wörterbuch 2002: 1478)

Meine Hausarbeit gliedert sich in zwei große Themenschwerpunkte. Der erste Schwerpunkt liegt auf der theoretischen Vorstellung des Modells der Salutogenese von Antonovsky und dessen Bedeutung für die Gesundheitswissenschaften. Den zweiten Schwerpunkt widme ich der praktischen Anwendung. Dabei beschränkte ich mich auf die Frage inwieweit die Erhaltung der Gesundheit bei der „AOK Sachsen - Die Gesundheitskasse" eine Rolle spielt.

3 Salutogenese

Aaron Antonovsky wurde 1923 in Brooklyn (USA) geboren, diente im zweiten Weltkrieg in der amerikanischen Armee und emigrierte 1960 mit seiner Frau nach Israel (vgl. Antonovsky 1982: xiii-xiv).

Wie ist der Begriff Salutogenese entstanden? Antonovsky führte 1970 in Israel eine Untersuchung über die Adaption von Frauen an das Klimakterium durch. Unter den Frauen waren Überlebende aus den Konzentrationslagern der Nationalsozialisten. Dabei stellte er etwas für ihn Unbegreifliches fest. Ein Teil dieser Frauen hatte einen guten Gesundheitszustand und war glücklich. Wie konnte das nach all den Strapazen, Qualen und Entbehrungen sein? (vgl. Antonovsky 1982: 5-7; vgl. Antonovsky 1997: 15). Antonovsky schrieb darüber: „Dies war für mich die dramatische Erfahrung, die mich bewusst auf den Weg brachte, das zu formulieren, was ich später als das salutogenetische Modell bezeichnet habe..." (Antonovsky 1997: 15).

Die zentrale Frage der Salutogenese ist nach Antonovsky: „Why do people stay healthy?" (Antonovsky 1982: 35) - Warum sind, bleiben und werden Menschen gesund - trotz vielfältiger Gesundheitsrisiken und extremster Belastungssituationen?

Antonovsky beschreibt diese Frage in einer Metapher: Demnach ist das Leben ein Fluss, indem es verschiedene Strömungen oder gefährliche Stromschnellen gibt. Ein Großteil des Flusses ist verschmutzt. Der Mensch ist ein Schwimmer in diesem Fluss. Antonovsky untersucht nun: Wie wird der Mensch „... ein guter Schwimmer", inmitten der historischen, soziokulturellen und physikalischen Umweltbedingungen (vgl. Antonovsky 1997: 92)?

Ergänzend schreibt Antonovsky: „Ich bin tief und überzeugt jüdisch. 2.000 Jahre jüdische Geschichte, die ihren Höhepunkt in Auschwitz und Treblinka fand, haben bei mir zu einem profunden tiefen Pessimismus in bezug[!] auf Menschen geführt. Ich bin überzeugt, daß[!] wir uns alle immer im gefährlichen Fluß[!] des Lebens befinden und niemals sicher am Ufer stehen." (Antonovsky 1993: 7)

Das Modell von Antonovsky besteht aus verschiedenen Elementen. Diese werde ich in den folgenden Unterkapiteln einzeln erklären. In Kapitel 3.4 werde ich die Zusammenhänge dann anhand einer von mir vereinfachten Darstellung erläutern.

3.1 Gesundheits-Krankheits-Kontinuum

Antonovsky versteht Salutogenese und Pathogenese als gegenseitige Ergänzung. Die Behandlung der Krankheit und die Erhaltung der Gesundheit gehören für ihn zusammen. Eine isolierte Betrachtung führt zur Vernachlässigung von wichtigen Aspekten. Die rein salutogenetische Sicht vernachlässigt die Heilung der Krankheiten. Bei der rein pathogenetischen Sicht wird die Gesunderhaltung und -förderung vernachlässigt. Die Verbindung von Gesundheit und Krankheit nennt er Gesundheits-Krankheits-Kontinuum. Jeder Mensch ist damit immer zugleich gesund und krank bis zum Tod - nur unterschiedlich gewichtet (vgl. Antonovsky 1982: 45-52; vgl. Antonovsky 1997: 21-31).

Diesen Zusammenhang verdeutlicht die Abbildung 1, die mit Hilfe einer Waage das Gesundheits-Krankheits-Kontinuum darstellt. Die Gewichte „Risiken" und „Ressourcen" sind damit verantwortlich dafür, wo der Mensch auf dem Gesundheits-Krankheits-Kontinuum platziert ist.

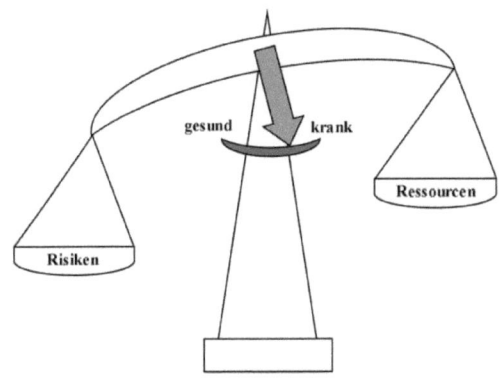

Abbildung 1: Das Waage-Modell nach Antonovsky (vgl. Antonovsky 1997: 22-26).

3.2 Kohärenzgefühl

Äußere Faktoren, wie Krieg, Hunger oder schlechte hygienische Verhältnisse beeinträchtigen die Gesundheit. Das war Antonovsky bewusst. Er beobachtete jedoch einen interessanten Sachverhalt: Unter gleichen äußeren Bedingungen gibt es Unterschiede im Gesundheitszustand verschiedener Menschen.

Um dieses Phänomen zu erklären, entwickelte er das Kohärenzgefühl. Das er auch kurz SOC (sense of coherence) nannte (vgl. Antonovsky 1997: 34-36; Bengel et al. 2001: 28).

Er definiert das Kohärenzgefühl als: „eine globale Orientierung, die ausdrückt, in welchem Ausmaß man ein durchdringendes, andauerndes und dennoch dynamisches Gefühl des Vertrauens hat, daß [!]

1. die Stimuli, die sich im Verlauf des Lebens aus der inneren und äußeren Umgebung ergeben, strukturiert, vorhersehbar und erklärbar sind;

2. einem die Ressourcen zur Verfügung stehen, um den Anforderungen, die diese Stimuli stellen, zu begegnen;

3. diese Anforderungen Herausforderungen sind, die Anstrengung und Engagement lohnen." (Antonovsky 1997: 36)

Antonovsky sieht einen Zusammenhang zwischen einem ausgeprägten Kohärenzgefühl und einem ausgeprägten Gesundheitszustand beziehungsweise der Fähigkeit schnell gesund zu werden. Im Umkehrschluss ist ein gering ausgeprägtes Kohärenzgefühl auch mit einem geringen Gesundheitszustand beziehungsweise mit einem vergleichsweise langen Genesungsprozess verbunden. Die Ausprägung des Kohärenzgefühls ist dabei unabhängig von den jeweiligen Umständen, der Situation oder den Rollen die ein Mensch gerade einnimmt oder einnehmen muss. Es ist also relativ überdauernd.

Das Kohärenzgefühl entwickelt sich im Laufe der Kindheit und Jugend. Ab dem 30. Lebensjahr bleibt es relativ stabil. Antonovsky sieht danach nur wenige Möglichkeiten zur grundlegenden Veränderung. Das sind einerseits radikale Veränderungen der sozialen und kulturellen Einflüsse oder der Lebensbedingungen. Das ist zum Beispiel bei der Emigration, der Änderung des Familienstandes, dem Wohnortswechsel oder der Veränderung des Beschäftigungsverhältnisses der Fall, wenn die bisherigen Ressourcen und Handlungsmöglichkeiten massiv verändert werden oder viele unerwartete Erfahrungen mit sich bringen. Andererseits kann auch eine Psychotherapie, die eine harte und kontinuierliche Arbeit erfordert, das Kohärenzgefühl beträchtlich verändern (vgl. Antonovsky 1997: 118-121; Bengel et al. 2001: 28-31).

Das Kohärenzgefühl setzt sich nach Antonovsky aus drei zusammenhängenden Komponenten zusammen: Verstehbarkeit, Handhabbarkeit und Bedeutsamkeit. Diese werden in den nachfolgenden drei Unterkapiteln beschrieben.

3.2.1 Verstehbarkeit als das kognitive Element

Antonovsky sagt über die Verstehbarkeit (sense of comprehensibility): „Sie bezieht sich auf das Ausmaß, in welchem man interne und externe Stimuli als kognitiv sinnhaft wahrnimmt, als geordnete, konsistente, strukturierte und klare Information und nicht als Rauschen - chaotisch, ungeordnet, willkürlich, zufällig und unerklärlich." (Antonovsky 1997: 34)

Dementsprechend gehen Menschen mit einem starken Gefühl von Verstehbarkeit davon aus, dass zukünftige Stimuli für sie vorhersagbar sein werden oder zumindest eingeordnet und erklärt werden können (vgl. Antonovsky 1997: 34-35).

3.2.2 Handhabbarkeit als das bewältigende Element

Handhabbarkeit (sense of manageability) wurde von Abel et al. (2000) mit „Machbarkeit" übersetzt. Antonovsky definiert sie als: „...Ausmaß, in dem man wahrnimmt, dass man geeignete Ressourcen zur Verfügung hat, um den Anforderungen zu begegnen, die von den Stimuli, mit denen man konfrontiert wird, ausgehen" (Antonovsky 1997: 35).

Antonovsky führt die geeigneten Ressourcen näher aus. Das sind einerseits Ressourcen die man selbst unter Kontrolle hat. Andererseits sind es Ressourcen, die von anderen kontrolliert werden und denen man vertraut beziehungsweise mit denen man rechnen kann. Das sind zum Beispiel: Ehepartner, Freunde, Kollegen, ein Arzt oder Gott (vgl. Antonovsky 1997: 35).

Daraus ergibt sich Folgendes: Ein Mensch, mit einem hohen Gefühl an Handhabbarkeit, lässt sich nicht durch bedauerliche Ereignisse in eine Opferrolle drängen. Diese gehören zum Leben. Der Mensch wird nicht ein Trauernder auf Lebenszeit. Er kann mit diesen Dingen umgehen (vgl. Antonovsky 1997: 35).

3.2.3 Bedeutsamkeit als das motivationale Element

Den von Antonovsky für das dritte Element verwendeten Begriff „sense of meaningfulness" übersetzt Alexa Franke in ihrem Buch „Salutogenese. Zur Entmystifizierung der Gesundheit." (1997) mit dem deutschen Begriff: „Bedeutsamkeit". Einen zusätzlichen wichtigen Aspekt liefern Bengel et al. mit ihrer Übersetzung als „Gefühl von Sinnhaftigkeit bzw. Bedeutsamkeit" (Bengel et al. 2001: 30).

Bedeutsamkeit beschreibt Antonovsky als das „...Ausmaß, in dem man das Leben emotional als sinnvoll empfindet: daß [!] wenigstens einige der vom Leben gestellten Probleme und Anforderungen es wert sind, daß [!] man Energie in sie investiert, daß [!] man sich für sie einsetzt und sich ihnen verpflichtet, daß [!] sie eher willkommene Herausforderungen sind als Lasten, die man gerne los wäre" (Antonovsky 1997: 35-36).

Antonovsky betont die Wichtigkeit dieser Komponente. Bei seinen Untersuchungen fand er heraus, dass die Menschen mit einem starken Kohärenzgefühl immer von wichtigen Lebensbereichen sprachen, die ihnen am Herzen lagen und ihrer Meinung nach sinnvoll waren. Ereignisse aus diesen Lebensbereichen wurden tendenziell als Herausforderungen angesehen, die wichtig genug waren, in sie emotional zu investieren (vgl. Antonovsky 1997: 35-36).

Zusammenfassend sagt Antonovsky: „Die motivationale Komponente der Bedeutsamkeit scheint am wichtigsten zu sein. Ohne sie ist ein hohes Ausmaß an Verstehbarkeit und Handhabbarkeit wahrscheinlich von kurzer Dauer" (Antonovsky 1997: 38).

3.3 Stressoren und Generalisierte Widerstandsressourcen

3.3.1 Stressoren

Für Antonovsky sind Stressoren interne oder externe Anforderungen an den Organismus, die sein Gleichgewicht stören. Diese erfordern zur Wiederherstellung des Gleichgewichts eine nicht-automatische und nicht unmittelbar verfügbare, energieverbrauchende Handlung. Stressoren führen demzufolge zu einem physiologischen Spannungszustand. Dieser hat seine Ursache darin, dass der Mensch in einer Situation nicht weiß, wie er reagieren soll. Diesen Spannungszustand zu lösen, ist nun seine zentrale Aufgabe. Findet er eine Möglichkeit zur Spannungsbewältigung, so hat dies eine gesundheitsfördernde Wirkung. Kann er jedoch die Spannung nicht abbauen, entsteht Stress beziehungsweise eine belastende Situation. Das Kohärenzgefühl ist mit dafür verantwortlich, ob die Spannungsbewältigung positiv oder negativ für den Mensch ist (vgl. Antonovsky 1982: 71-73; vgl. Bengel et al. 2001: 32-33).

Nun zu der Frage, welche Stressoren es geben kann. Antonovsky benennt verschiedene Gruppen von Stressoren. Auf der einen Seite beschreibt er physikalische und biochemische Stressoren, wie zum Beispiel die Wirkungen von Krieg, Terror, Hunger, Giften oder Krankheitserregern. Auf der anderen Seite benennt er psychosozialen Stressoren, die in den reichen Industriestaaten von großer Bedeutung sind (vgl. Bengel et al. 2001: 33).

3.3.2 Generalisierte Widerstandsressourcen

Unter den generalisierten Widerstandsressourcen sind die Faktoren zu verstehen, die eine positive Spannungsbewältigung fördern. Antonovsky sammelte eine Vielzahl von diesen Variablen, die die Widerstandsfähigkeit des Menschen erhöhen. Das sind individuelle (wie Intelligenz, körperliche Konstitution, ...), soziale (wie soziale Unterstützung, ...) und kulturelle (wie kulturelle Stabilität, ...) Faktoren (vgl. Antonovsky 1997: 16; vgl. Bengel et al. 2001: 34).

3.3.3   Weiterentwicklung zum Widerstandsressourcen-
Widerstandsdefizit-Kontinuum

In einer Weiterentwicklung von 1987 konzipiert Antonovsky aus den Stressoren die generalisierten Widerstandsdefizite. Damit sind die Widerstandsressourcen und Widerstandsdefizite in einer kontinuierlichen Dimension zu sehen (ähnlich wie beim Gesundheits-Krankheits-Kontinuum / Stichwort: Waage). Ob ein Reiz eine Widerstandsressource oder ein Defizit ist, entscheidet sich daher an dessen Wirkung. Lebenserfahrungen werden zur Widerstandsressource, wenn sie das Kohärenzgefühl stärken. Schwächen sie es, werden es Widerstandsdefizite. Damit bringen Widerstandsressourcen Ordnung in das System Mensch und Widerstandsdefizite immer größere Unordnung (vgl. Antonovsky 1997: 43-44; vgl. Bengel et al. 2001: 34).

3.4 Das Modell im Überblick

Die wichtigsten Komponenten von Antonovskys Modell der Salutogenese habe ich nun erklärt. Jetzt sind noch die Zusammenhänge wichtig. Dazu habe ich Antonovskys Darstellung von seinem Modell von 1982 in seinen Grundzügen skizziert. (Daher kommt das beschriebene Widerstandsressourcen-Widerstandsdefizit-Kontinuum nicht als solches vor.) Diese vereinfachte Darstellung (Abbildung 2) soll dem besseren Verständnis dienen.

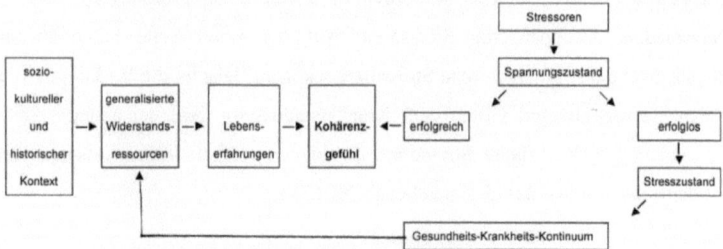

Abbildung 2: Vereinfachte Darstellung von Antonovskys Modell der Salutogenese
(vgl. Antonovsky 1982: 184-185).

Der Kern von Antonovskys Modell ist das Kohärenzgefühl. Es ist die Grundhaltung eines Menschen, inwieweit seine Welt für ihn erklärbar, auftretende Probleme für ihn lösbar sowie sein Leben und Erleben für ihn sinnvoll ist. (vgl. Antonovsky 1997: 34-36)

Das Kohärenzgefühl wird auf der einen Seite von Lebenserfahrungen geprägt. Es wird gestärkt durch Erfahrungen, die für den Menschen erklärbar zusammenhängen, auf die er Einfluss hat und die ihn weder Über- noch Unterfordern. Die vorhandenen generalisierten Widerstandsressourcen (wie Geld, Intelligenz, körperliche Gesundheitszustand, ...) sind entscheidend dafür, ob die Lebenserfahrungen zur Ordnung oder Unordnung, daraus folgend zur Stärkung oder Schwächung des Kohärenzgefühls, beitragen (Bengel et al. 2001: 36). Durch den soziokulturellen und historischen Kontext eines Menschen werden die generalisierten Widerstandsressourcen gebildet. (vgl. Antonovsky 1982: 184-185)

Auf der anderen Seite wird das Kohärenzgefühl von den Stressoren beeinflusst. Der Organismus kommt also mit nicht automatisch beantwortbaren Stimuli in Berührung. Das führt zu einem Spannungszustand, den der Mensch nun aufzulösen versucht. Dazu nutzt er seine generalisierten Widerstandsressourcen. Gelingt ihm die Auflösung des Spannungszustandes, hat dies einen positiven Einfluss auf das Kohärenzgefühl und in Richtung Gesundheit auf dem Gesundheits-Krankheits-Kontinuum. Schafft der Mensch es nicht, führt das zu negativem Stress, der sich dann negativ auf den Gesundheitszustand auswirkt (vgl. Antonovsky 1997: 16; vgl. Bengel et al. 2001: 36-37).

Die persönliche Position auf dem Gesundheits-Krankheits-Kontinuum beeinflusst den Erwerb von generalisierten Widerstandsressourcen positiv, wenn der Mensch sich mehr in Richtung Gesundheitspol befindet. Umgekehrt gibt es bei einer Positionierung in Richtung Krankheit eine Hemmung beim Erwerb von generalisierten Widerstandsressourcen (vgl. Bengel et al. 2001: 37).

3.5 Bedeutung des Modells

Das Modell der Salutogenese von Antonovsky kritisiert, die einseitige Ausrichtung der Gesundheitssysteme auf die Krankheit. Darin liegt ein Teil der Bedeutung dieses Modells. Es zeigt eine neue Perspektive auf. Aus dieser kann ein Patient Kraft schöpfen. Er bekommt die Möglichkeit aktiv einzugreifen, um etwas für seine Gesundheit zu tun. Dem Patienten wird eine Mitverantwortung für den Genesungsprozess beziehungsweise für seine Gesundheit übertragen (vgl. Bengel et al. 2001: 97).

Den umstrittenen „Definitionsversuchen" von „Gesundheit" und „Krankheit" gibt Antonovsky eine Alternative. Jeder Mensch der lebt, ist beides zugleich. Antonovsky prägt dies mit seinem Konstrukt „Gesundheits-Krankheits-Kontinuum". Er löst das „Schubladendenken" (krank oder gesund) auf und liefert somit auch eine Lösung für Behinderte, die sich unter Umständen selbst als „gesund" bezeichnen würden, aber von der Gesellschaft und dem Gesundheitssystem als „krank" deklariert werden (vgl. Bengel et al. 2001: 98).

Kritisch ist Folgendes anzumerken. Antonovskys Modell ist zu komplex, um vollständig empirisch überprüft zu werden. Es gibt daher nur vereinzelte Studien zu Teilaspekten des Modells mit zum Teil widersprüchlichen Ergebnissen. Auch gibt es bisher nur wenige Ansätze für eine Weiterentwicklung des Modells auf theoretischer Ebene (vgl. Bengel et al. 2001: 91). Außerdem weist die Theorie der Salutogenese einige Unklarheiten auf (vgl. Wydler et al. 2000: 11).

Daher bleiben unter anderen folgende Fragen offen: Ist ein Gesundheitssystem nach salutogenetischen Prinzipien überhaupt finanzierbar? Wollen pathogenetisch sozialisierte Patienten überhaupt etwas für ihre Gesundheit zun? Oder reicht ihnen eine passive Linderung oder Beseitigung ihrer Beschwerden? Lassen sich die meisten nicht lieber ein Massage als Krankengymnastik mit „Übungen für zu Hause" verschreiben? Kritisch wird auch die Konzentration auf körperliche Gesundheit gesehen (vgl. Bengel et al. 2001: 99).

4 AOK Sachsen - Die Gesundheitskasse

In diesem 4. Kapitel meiner Hausarbeit möchte ich untersuchen, inwieweit die Erhaltung der Gesundheit bei der „AOK Sachsen" eine Rolle spielt. Beschränken möchte ich mich dabei auf eine Auseinandersetzung mit den Begriffen „Krankenkasse" und „Gesundheitskasse" sowie auf die Auswertung der fünf Kundenmagazine (siehe Tabelle 1). Diese werden altersspezifisch an alle Versicherten sechs Mal im Jahr versandt. Somit bringen sie allen Versicherten der AOK Sachsen regelmäßig die Angebote der Gesundheitskasse näher. Ausnahmen sind zum Beispiel: Blinde, Analphabeten und Kinder unter 8 Jahren. Diese können höchstens indirekt (über den Partner, die Eltern, ...) etwas über den Inhalt der Magazine erfahren.

Tabelle 1: Formale Daten der fünf untersuchten Kundenmagazine.

Magazin	Ausgabe	Seiten	Format in cm	Wer?
jojo - AOK Kindermagazin	02/2007	24	15x21	ab 8 Jahre
JO - AOK-Jugendmagazin	03/2007	24+4	20,5x27,5	ab 12 Jahre
vigo Bleibgesund JOBFIT	03/2007	24+4	20,5x27,5	ab 17 Jahre
Bleibgesund Life	03/2007	60	20,5x27,5	ab 25 Jahre
Bleibgesund Plus	03/2007	44	20,5x27,5	ab 60 Jahre

Bei meinen Recherchen tauchte folgende Schwierigkeit auf: Die in den Inhaltsverzeichnissen der Kundenmagazine genannten Titel der Artikel stimmten zum Teil nicht mit den Überschriften über den abgedruckten Artikeln überein. Daher habe ich stets die Überschriften aus dem Inhaltsverzeichnis verwendet. Zum Beispiel stand im Inhaltsverzeichnis: „... schlafen - guten abend, gute nacht ...", in einem größeren Hinweis auf den selben Artikel „Müde? ..." und dann über dem Artikel: „Augen zu und durch" (vgl. AOK Sachsen 2007a: 2-4).

Für weiterführende Untersuchungen sind die Auswertung des Internetauftrittes, der Kundenberatung vor Ort und weiterer Prospekte von Bedeutung. Diese sprechen jeweils einen bestimmten Personenkreis von Versicherten an, wie auch das AOK-Magazin „vigo Bleibgesund UNILIFE", dass an Studierende jeden Alters auf Anfrage verschickt wird. Meine Untersuchung dient lediglich einem ersten Überblick.

4.1 Ein rechtlicher Exkurs

Ein kleiner Einstieg in die Rechtswissenschaften wird einen ersten Eindruck vermitteln, warum es die zwei Begriffe „Gesundheitskasse" und „Krankenkasse" gibt. In §21 SGB I sind die Leistungen der gesetzlichen Krankenversicherung festgelegt. Die Zuständigkeit wird den Krankenkassen, im zweiten Absatz dieses Paragraphen, zugesprochen. Namentlich sind auch die Ortskrankenkassen erwähnt (vgl. Beck, C.H. 2006: 8). Zu diesen zählt die AOK Sachsen. Somit ist die AOK Sachsen in erster Linie eine Krankenkasse. Unter den im §21 SGB I aufgeführten Leistungen der Krankenkassen steht jedoch gleich unter Erstens „... Leistungen zur Förderung der Gesundheit, zur Verhütung und zur Früherkennung von Krankheiten ..." (Beck, C.H. 2006: 8). Daher kann sie sich auch mit Recht als „AOK - Die Gesundheitskasse" bezeichnen.

4.2 Das Logo: AOK Die Gesundheitskasse

Das Logo eines Unternehmens besitzt im Sinne einer „Corporate Identity" einen besonderen Stellenwert. Daher werde ich an dieser Stelle kurz auf das AOK Logo eingehen. In ihrem Logo nennt sich die Krankenkasse „**AOK** Die Gesundheitskasse" und zeigt damit deutlich ihren Schwerpunkt in Richtung „Gesundheit". Das sei im Besonderen herausgestellt, da meines Wissens keine andere Krankenkasse sich in ihrem Logo „Die Gesundheitskasse" nennt. Das Wort „Krankenkasse" wird nur mit „K" abgekürzt und spielt somit im öffentlichen Erscheinungsbild eine untergeordnete Rolle.

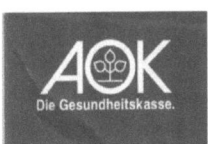

Abbildung 3: Das Logo der AOK (Hintergrund ist im Original grün.) (AOK Sachsen 2007a: 1).

4.3 Quantitative Inhaltsanalyse des Kundenmagazins „Bleibgesund Life"

Zunächst möchte ich kurz meine Vorgehensweise erläutern. Da eine umfassende quantitative Inhaltsanalyse aller fünf Magazine zu umfangreich wäre, habe ich mich auf das Magazin „Bleib**gesund** Life" beschränkt. Ausgewählt habe ich dieses, weil es das mit 60 Seiten umfangreichste und mit einer Zielgruppe von 25 bis 60 Jahren fast die komplette Lebensarbeitszeit beinhaltet. Bei meinen Zählungen habe ich die zehn komplett mit Werbung versehenen Seiten ausgeklammert (vgl. AOK Sachsen 2007c).

Ich suchte nach Stichworten, die ich wie folgt zusammenfasste:

1. AOK, Gesundheitskasse, Krankenkasse

2. Prävention, Prophylaxe, Vorbeugung, ...

3. ...gesund...

4. ...krank...

Damit wollte ich einerseits empirisch erfassen, wie häufig sie in ihren verschiedenen Formen vorkommen. Andererseits wollte ich die Bandbreite von Wortzusammensetzungen beziehungsweise Inhalten erfassen.

4.3.1 Identitätsfrage: Gesundheitskasse oder Krankenkasse?

Einen Einstieg ins Thema liefert die Frage: Sieht sich die AOK Sachsen als „Krankenkasse" oder als „Gesundheitskasse"? Dazu habe ich bei den Wortzählungen im „Bleib**gesund** Life"-Magazin nach Stichworten gesucht, mit denen Krankenkassen hier tituliert werden. Gefunden habe ich folgende Begriffe: „AOK", „Gesundheitskasse", „Krankenkasse" und „Familienkasse". Den Begriff „Familienkasse" habe ich von vornherein ausgeschlossen, da er für die Frage: „Gesundheits- oder Krankenkasse?" irrelevant ist. Den Begriff beziehungsweise die Abkürzung „AOK" habe ich nach zehn Seiten aus meinen Zählungen herausgenommen. Er kam bis dahin schon 43 mal vor. Also weit mehr als „Gesundheitskasse" und „Krankenkasse" auf den kompletten 60 Seiten zusammen. Außerdem ist unklar, ob die Abkürzung „AOK" für „Allgemeine Ortskrankenkasse" oder eventuell sogar für „Allgemeine Ortskrankenkasse - Die Gesundheitskasse" steht. Daher habe ich mich auf die zwei zentralen Begriffe „Gesundheitskasse" und „Krankenkasse" beschränkt. Im Magazin „Bleib**gesund** Life" kam der Begriff „Gesundheitskasse" mit 15 Nennungen fast doppelt so häufig vor wie „Krankenkasse" mit 8 Nennungen (vgl. AOK Sachsen 2007c).

Auffallend dabei war, dass der Begriff „Krankenkasse" als Oberbegriff wie „gesetzliche Krankenkasse", im Vergleich mit anderen Krankenkassen oder bei mangelnder Kostenerstattung verwendet wurde (siehe Tabelle 2). War von der AOK selbst die Rede oder gar von Serviceangeboten, wurde der Begriff Gesundheitskasse (beziehungsweise „Familienkasse" und „AOK") verwendet (vgl. AOK Sachsen 2007c).

Tabelle 2: Inhaltlicher Zusammenhang der Verwendung des Begriffs „Krankenkasse".

gesetzlichen Krankenkasse(n)		„keine andere Krankenkasse"	
Seite 04	1x	Seite 11	1x
Seite 10	1x	„bundesweit 25 Krankenkassen"	
Krankenkasse erstattet keine Kosten		Seite 11	1x
Seite 04	1x	„erste Krankenkasse"	
Seite 12	1x	Seite 11	2x

4.3.2 Alles für die Gesundheit

Nun stellte ich die Frage: Was macht die AOK Sachsen für die Gesundheit ihrer Mitglieder? In einer ersten Annäherung an die Beantwortung dieser Frage suchte ich nach Schlagworten. Dabei stieß ich auf die fünf von mir in Tabelle 3 benannten Gruppen von Schlagworten.

Tabelle 3: Die fünf Schlagworte der Gesundheitsförderung und deren Auftreten.

Prävention	4x
Vorsorge*	28x
Gesundheitsprophylaxe	1x
Vorbeugung*	4x
Früherkennung*	17x

Die Worte „Prävention" und „Gesundheitsprophylaxe" traten nur isoliert auf, also nicht in zusammengesetzten Worten oder dekliniert. Im Gegensatz dazu, traten die deutschen Worte „Vorsorge", „Vorbeugung" und „Früherkennung" in den verschiedensten Formen auf (deshalb in der Tabelle mit „*" gekennzeichnet). Besonders vielfältig zeigte sich der Begriff „Vorsorge". Mit den deutschen Bezeichnungen erreicht die AOK somit auch die breite nicht-medizinisch vorgebildete Leserschaft. Im nächsten Absatz habe ich die verschiedenen Formen aufgelistet (vgl. AOK Sachsen 2007c).

Früherkennung: Früherkennung, Früherkennungssuntersuchung

                     Brustkrebs- & Krebsfrüherkennung

Vorbeugung: Vorbeugung, vorbeugen, vorbeugt

Vorsorge: Vorsorge

                     Vorsorgevollmacht, -untersuchung, -manager, -leistungen,

                       -angebot

                     Brustkrebs-, Darmkrebs-, Gesundheits-, Haut-,

                     Mutterschaftsvorsorge

Die Vielfältigkeit der Begriffe und die Anzahl von zusammengefasst 54 Vorkommnissen ist ein Indiz für die Bedeutung, die die AOK Sachsen dem Schutz der Gesundheit ihrer Versicherten einräumt (vgl. AOK Sachsen 2007c).

4.3.3 Gesund oder krank

Abschließend zur quantitativen Inhaltsanalyse stellte ich folgende Frage: Liegen die Schwerpunkte der Redaktion auf „gesund" oder „krank"? Dazu zählte ich Worte und Wortverbindungen mit „gesund" beziehungsweise „krank". „Gesund" kam in den verschiedenen Formen exakt 100mal vor. Bei „krank" waren es nur gut die Hälfte, genau 55mal. Dementsprechend tauchte das Wort beziehungsweise die Wortverbindung „gesund" im Durchschnitt zweimal auf jeder Seite des „Bleib**gesund** Life"-Magazins und „krank" durchschnittlich rund einmal pro Seite auf (Zur Erinnerung: Die zehn vollen Werbeseiten sind nicht mitberechnet) (vgl. AOK Sachsen 2007c). Es liegt folgerichtig mehr Gewicht auf „gesund".

4.4 Qualitative inhaltliche Auswertung der Kundenmagazine

Für die qualitative inhaltliche Auswertung der fünf Kundenmagazine der AOK Sachsen (siehe Kapitel 4) habe ich mich auf die wichtigen Artikel beschränkt. Zunächst habe ich festgelegt, was wichtige Artikel sind. Einerseits sind das im Inhaltsverzeichnis separat aufgeführte Artikel. Andererseits wählte ich nur Artikel mit gesundheitsfördernden und gesundheitserhaltenden Inhalten. Damit entfallen kleinere Artikel, die im Inhaltsverzeichnis unter einer zusammengefassten Überschrift stehen. Für mich ist das ein klares Indiz, dass sie nicht ganz so wichtig sind oder anders gesagt nur am Rande erwähnenswert sind. Und selbstverständlich entfallen so auch für meine Untersuchung irrelevante Artikel wie zum Beispiel „ **„Wir haben eine Menge zu bieten"** Interview mit dem Chef der Wirtschaftsförderung ..." (AOK Sachsen 2007c: 2) und „**An einem Tag um die Welt** Lichtenstein weckt Reisefieber" (AOK Sachsen 2007c: 3). Nachdem ich die wichtigen Artikel herausgeschrieben hatte, ordnete ich sie in 4 plus 1 Kategorien (siehe Anlage). Die vier Kategorien sind der Tabelle 4 zu entnehmen.

Tabelle 4: Die vier Kategorien der Gesundheitsförderung.

Kategorie	Artikel insgesamt	in ... Magazinen
B Bewegung	10	4
E Ernährung	5	4
F Früherkennung	4	3
G Gesundheitsangebote (Kurse/Programme)	3	3

In der fünften Kategorie sind alle anderen Artikel. Bei diesen Artikeln befasst sich jeder einzelne mit einem anderen Thema. Auf diese 4 plus 1 Kategorien gehe ich nun in den Unterkapiteln ein.

4.4.1 Bewegung

Das Thema „Bewegung" ist mit Abstand der „Renner" in Sachen Prävention in den fünf untersuchten Kundenmagazinen der AOK Sachsen. Ein guter körperlicher Gesundheitszustand geht mit wohl dosierter Bewegung einher. Diese ist in unserer westlichen Welt keine Selbstverständlichkeit mehr. Ursachen sind die zunehmende Anzahl an Bürojobs, der hohe Fernsehkonsum und der Fortschritt, der uns viel körperliche Arbeit erspart (ich denke dabei an Waschmaschinen, Zentralheizungen, Einkäufe im Internet und so weiter). Bei den Auswertungen habe ich festgestellt, dass „nur" bei den jüngsten Lesern (vgl. AOK Sachsen 2007: 3) nichts zum Thema Bewegung im Inhaltsverzeichnis zu finden ist.

Wie bringt die AOK Sachsen ihren Versicherten das Thema Bewegung nahe? Erstens stellt sie **verschiedene Sportarten** vor. Die Auswahl der Sportarten ist altersgerecht. Das werde ich jetzt näher ausführen.

Im „JO - AOK Jugendmagazin" wird über Splashdiving berichtet. Dabei geht es um Sprünge vom Sprungturm ins Wasser, wobei der Po in der Regel zuerst das Wasser berührt. Für die 12-17jährige Leserschaft ist das eine Gelegenheit sich bei viel Spaß fast unbemerkt zu bewegen - „Treppensteigen mit (Vor-)Freude"! Dabei fehlt jeder Hinweis im Artikel, wozu dieser Sport gut ist, ausgenommen der Spaß (vgl. AOK Sachsen 2007a: 16-17).

Im „**vigo** Bleib**gesund JOBFIT**"-Magazin für die 17-25 Jährigen Kunden geht es um Kampfsport. Es werden „Jiu-Jitsu", „Aikido", „Judo", „Kung Fu" und „Karate" kurz vorgestellt. Dabei gehen die Autoren auf die Wirkung der jeweiligen Sportart, auf deren Fitnessfaktor und die Ausrüstung die dazu benötigt wird ein. Neben der körperlichen Fitness dient dies gleichzeitig der Gewaltprävention (Stichwort: Selbstverteidigung) (vgl. AOK Sachsen 2007b: 10-11).

Das Kundenmagazin „Bleib**gesund** Life" schreibt über Ultimate Frisbee (eine Variante des Frisbeespiels). Dieses gilt als der „fairste Mannschaftssport" der Welt. Besonders wird der Fitness-, Spaß- und Sicherheitsfaktor hervorgehoben. Im Artikel wird zusätzlich darauf hingewiesen, auf genügend Sonnenschutz zu achten und am Haut-Check zur Früherkennung von Hautkrebs teilzunehmen (vgl. AOK Sachsen 2007c: 26-27).

Für die Senioren stellt „Bleib**gesund** Plus" vier „gemütlichere" Sportarten vor. Das sind Kanu, Golf, Bogenschießen und Boule. Neben anderen Aspekten schreiben die Autoren wofür der jeweilige Sport gut ist (Herz-Kreislauf, Koordination, Konzentration und so weiter) (vgl. AOK Sachsen 2007d: 10-12).

Zweitens lockt die AOK Sachsen mit **verschiedenen Gewinnspielaktionen**. Dabei werden die Mitglieder zu sportlicher Betätigung aufgefordert und als „Belohnung" dürfen sie dann an einem Gewinnpiel teilnehmen.

Die AOK und der Allgemeine Deutsche Fahrrad-Club haben die Initiative „Mit dem Rad zur Arbeit" ins Leben gerufen. Diese wird in „Bleib**gesund** Life" vorgestellt. Vom 1. Juni bis zum 31. August 2007 soll an mindestens 20 Arbeitstagen das Auto stehen gelassen werden und dafür mit dem Fahrrad zur Arbeit gefahren werden. Dafür kann man dann an einem Gewinnspiel teilnehmen (vgl. AOK Sachsen 2007c: 24).

Im „Bleib**gesund** Life"-Magazin wird zum AOK-Familientag in den Dresdner Zoo eingeladen. Dort wird unter anderem eine „Zoo-Olympiade" stattfinden. Wer daran teilnimmt, ist bei einer Verlosung dabei. Es geht also nicht um Bestmarken. Sondern entscheidend ist, dass möglichst viele mitmachen und sich bewegen (vgl. AOK Sachsen 2007c: 39).

Das „Bleib**gesund** Life"-Magazin beziehungsweise die AOK Sachsen hat sich noch mehr einfallen lassen. Dort gibt es einen Postkartenwettbewerb. Wer an der Verlosung teilnehmen möchte, muss auf einer Postkarte an die AOK Sachsen schreiben wie er sich im Urlaub fit hält (vgl. AOK Sachsen 2007c: 49).

Diese Gewinnspielaktionen sind ein Ansporn sich zu bewegen, wenn auch nicht für alle. Damit dienen sie der Prävention.

4.4.2 Ernährung

Das Gesundheitssurvey des Bundes von 1998 zeigt ein „erschreckendes" Bild zum Thema „Ernährung". Bei einer repräsentativen Stichprobe mit 7068 Personen aus Deutschland im Alter von 18-79 Jahren hatten 59,7% einen Body-Mass-Index von 25 und mehr. Anders gesagt hatten diese 59,7% Übergewicht (vgl. Robert Koch-Institut, Bundes-Gesundheitssurvey 1998). Übergewicht ist auch eine Folge von falscher Ernährung und zieht erhebliche gesundheitliche Beeinträchtigungen nach sich. Die AOK Sachsen geht folgerichtig auf dieses Problem ein und zeigt verschiedene vorbeugende Maßnahmen in ihren Kundenmagazinen auf. Nur das „JO-AOK Jugendmagazin" hat keinen im Inhaltsverzeichnis vermerkten Artikel über gesunde Ernährung (vgl. AOK Sachsen 2007a: 2-3).

Das „jojo - AOK Kindermagazin" kritisiert den Konsum von „Fastfood". Die Ernährungsexpertin Katja Perkams gibt aber keine Tipps, wie es besser gemacht wird. Das ist die pathologische Sichtweise („alles weglassen was krank macht"). Der einzige Hinweis auf gesunde Ernährung ist eine Internetadresse des Kindermagazins mit dem Vermerk, dass dort Tipps für die gesunde Ernährung zu finden sind (vgl. AOK Sachsen 2007: 4-5).

Die drei anderen Magazine schreiben über „gesunde" Ernährung. Das „vigo Bleibgesund JOBFIT"-Magazin schreibt über essbare Pflanzen wie Löwenzahn, Spitzwegerich und Bärlauch. Dazu wird dargestellt mit was und wie man sie essen kann (vgl. AOK Sachsen 2007b: 8-9). In „Bleibgesund Life" geht es um „Slow Food", einheimische Äpfel und Spargel (vgl. AOK Sachsen 2007c: 29-36). Und „Bleibgesund Plus" hat einen Artikel „Alles drin, was wichtig ist" abgedruckt. Darin klärt es über Grundlagen der gesunden Ernährung auf (vgl. AOK Sachsen 2007d: 30-32).

4.4.3 Früherkennung

Das Thema „Früherkennung" hat im „Bleibgesund Life"-Magazin den größten Stellenwert von den fünf untersuchten Kundenmagazinen. Im „jojo - AOK Kindermagazin" und im „JO - AOK Jugendmagazin" kommt es jedoch in keinem wichtigen Artikel vor (vgl. AOK Sachsen 2007: 3; vgl. AOK Sachsen 2007a: 2-3). Das „vigo Bleibgesund JOBFIT"-Magazin verweist in einem halben Artikel auf die wichtigsten Vorsorgeuntersuchungen (vgl. AOK Sachsen 2007b: 22).

Unter dem Titel „**Kontrolle ist besser**" findet man im „Bleib**gesund** Plus"-Magazin einen ganzen Artikel über die im „Alter" relevanten Vorsorgeuntersuchungen (vgl. AOK Sachsen 2007d: 20-21). Sehr ausführlich schreibt das „Bleib**gesund** Life"-Magazin. Neben einer kurzen Einführung zum Thema findet man zwei Kästen in denen alle Vorsorgeuntersuchungen, nach Frauen und Männer getrennt, gedruckt und kurz erklärt sind. Eine weitere Seite widmet sich der Hautvorsorgeuntersuchung (vgl. AOK Sachsen 2007c: 4-8). Die Artikel über die Vorsorgeuntersuchungen enden jeweils mit einem Verweiß auf die AOK-Internetseite. Die AOK bietet dort einen so genannten „AOK-Vorsorgemanager" an, der die Versicherten auf Wunsch an die Termine der Früherkennungsuntersuchungen erinnert. Dieser Service wird per e-Mail oder SMS angeboten.

4.4.4 Gesundheitsangebote (Kurse / Programme)

Bei den Gesundheitsangeboten handelt es sich um ein spezielles Kurs- und Programmangebot der AOK. Darauf gehen das „Bleib**gesund** Life"-Magazin und das „Bleib**gesund** Plus"-Magazin ein. Programme sind zum Beispiel: „Laufend in Form", „Abnehmen mit Genuss" oder „Stress-im-Griff". Zu den mehr als 400 Kursangeboten zählen unter anderen: „Rückenschule", „Aqua-Jogging", „Nordic Walking", „Raucherentwöhnung" und „Tai Chi". Diese werden jedoch nicht einzeln beschrieben, sondern Kursteilnehmer schreiben über ihre Beweggründe und ihre Erfahrungen (vgl. AOK Sachsen 2007c: 20-23; vgl. AOK Sachsen 2007d: 5-7).

Auch das „**vigo** Bleib**gesund** JOBFIT"-Magazin geht in stark gekürzter Fassung auf die Kurse und Programme ein (vgl. AOK Sachsen 2007b: 22-23).

4.4.5 Einzelne Schwerpunkte

Weitere allerdings vereinzelt auftretende Schwerpunkte in Sachen Prävention werden altersspezifisch angeboten. Im „**jojo** - AOK Kindermagazin" sind das ein Artikel über „Mobbing" und ein Artikel über „Verkehrssicherheit" (vgl. AOK Sachsen 2007: 9-14). Im „**JO** - AOK Jugendmagazin" geht es um „gesunden Schlaf" und um „Lärmschutz" (vgl. AOK Sachsen 2007a: 4-11). Das „**vigo** Bleib**gesund** JOBFIT"-Magazin schreibt allgemein über die „Urlaubsapotheke" und weist auf Impfungen und eine eventuelle Malariaprophylaxe hin (vgl. AOK Sachsen 2007b: 12).

Das „Bleib**gesund** Life"-Magazin gibt Tipps, wie Eltern ihren an Neurodermitis erkrankten Kindern helfen und Beschwerden lindern beziehungsweise verhindern können (vgl. AOK Sachsen 2007c: 44-45). Während das „Bleib**gesund** Plus"-Magazin über Selbsthilfegruppen berichtet, in denen man gemeinsam Erfahrungen mit der jeweiligen Erkrankung austauschen kann. So kann auch der gesundheitsförderliche Umgang mit der Erkrankung erlernt werden (vgl. AOK Sachsen 2007d: 40).

4.5 Kritische Würdigung

Die Ausgangsfrage war: Welche Rolle spielt die Erhaltung der Gesundheit bei der AOK Sachsen? Dazu habe ich verschiedene Dinge herausgearbeitet. Erstens sind die Krankenkassen per Gesetz dazu verpflichtet (siehe Kapitel 4.1). Zweitens stellt sich die AOK Sachsen nach außen als Gesundheitskasse und weniger als Krankenkasse dar (siehe Kapitel 4.2 und 4.3). Drittens bietet die AOK Sachsen auch praktische Lösungen (siehe Kapitel 4.4), indem sie präventive Aufklärung betreibt, versucht auf die Motivation Einfluß zu nehmen (beispielsweise Gewinnspiele) und selbst verschiedene Kurse und Programme für ihr Mitglieder anbietet.

Vier Schwerpunkte zur Förderung der Gesundheit habe ich herausgearbeitet. Das sind Bewegung, Ernährung, Früherkennung und Gesundheitsangebote (siehe Kapitel 4.4). Das sind vier zentrale und wichtige Gesichtspunkte für die Erhaltung und Förderung der Gesundheit. Zu hinterfragen ist dabei, warum im Kindermagazin zum Thema „Bewegung" und im Jugendmagazin zum Thema „Ernährung" kein einziger wichtiger Artikel zu finden ist. Gerade im Kinder- und Jugendalter werden viele Verhaltensweisen erlernt, die dann im Erwachsenenalter beibehalten werden. Kann man da nicht gerade in diesen zwei sehr wichtigen Bereichen für die jetzige und zukünftige Gesundheit der Kinder- und Jugendlichen mehr Einsatz einer „Gesundheitskasse" erwarten?

Zu hinterfragen ist auch der Artikel zur Ernährung im Kindermagazin. Ist ein Anreiz zur gesunden Ernährung nicht besser, als die „Verteufelung" von „Fast Food" ohne das Alternativen angeboten werden, außer einem Hinweis auf die Internetseite (vgl. AOK Sachen 2007: 4-5)?

Was hat das nun alles mit dem Modell der Salutogenese zu tun? Das ist schwer zu beantworten, da zum Beispiel die Hintergründe zu konzeptionellen Grundlagen der AOK Saschen fehlen. Doch eins scheint mir erwähnenswert: Im Namen/Logo der AOK tritt mit den Begriffen „Krankenkasse" und „Gesundheitskasse" eine verblüffende Ähnlichkeit mit Antonovskys Gesundheits-Krankheits-Kontinuum auf. - Jedenfalls sieht sich die AOK verantwortlich für die Gesundheit (in erster Linie aus finanziellen Gründen?) und für die Krankheit. Sie versucht einen zumindest für sie optimalen Spagat zwischen Gesundheitförderung und Krankheitsbehandlung.

5 Ein persönliches Resümee

Was bleibt?

Es gab in meiner bisherigen Tätigkeit und Ausbildung kein so spannendes Thema, wie die Salutogenese von Antonovsky. Raus aus der Sackgasse des Kampfes gegen ... (Krankheiten, Patienten als Objekte, „Götter in weiss", ...). Als einer der Letzten, die zum Krankenpfleger (also nicht zum Gesundheits- und Krankenpfleger) ausgebildet wurden, habe ich gelernt gegen Krankheiten zu kämpfen, gegen non-compliance Patienten, und so weiter. Doch das führte in die Frustration! - Ich möchte für etwas sein! Ich möchte etwas für die Gesundheit meiner Patienten tun, nicht gegen ihre Krankheit (auch wenn das dazugehört). Doch wie viel „Geheilte" habe ich erlebt, die mit der selben Krankheit zurückkehrten (Alkoholiker, Menschen mit entgleistem Diabetes)? Für mich steht vor einem „gegen etwas sein" ein „für etwas sein"!

Auch wenn Antonovsky keine „100%"-Lösung bietet, so ist die Salutogenese zumindest eine Herausforderung! Doch an einem Punkt ist Antonovsky für mich kurz davor. Das ist die Beantwortung der „Definitionsfrage" von „Gesundheit" und „Krankheit" mit dem Gesundheits-Krankheits-Kontinuum (wobei er weder „Gesundheit" noch „Krankheit" exakt definiert)! Jeder Mensch hat gesunde und kranke Anteile! So ist auch das Phänomen zu erklären, dass objektiv gesunde Menschen sich mehr in Richtung krank erleben, als zum Beispiel ein offensichtlich Kranker im Rollstuhl, der sich aber sehr gesund fühlt - mit Recht! - Raus aus der Schwarz-Weiß-Malerei! - Die Welt ist bunt!

Mein Wunsch für die Zukunft ist, dass es den Gesundheitswissenschaften gelingt noch mehr Ressourcen aufzudecken und dass ein Perspektivwechsel von einer rein pathogenetischen Sichtweise zu einer Dichotomie von Gesundheitsförderung und Krankheitsbehandlung gerade im klinischen Alltag sich etabliert und auch von den Krankheits- und Gesundheitskassen vorangetrieben wird.

Quellenverzeichnis

Abel, T. / Kolip, P. / Wydler, H. / Kolip, P. (Hrsg.) (2000): Salutogenese und Kohärenzgefühl. Grundlagen, Empirie und Praxis eines gesundheitswissenschaftlichen Konzepts. Weinheim; München: Juventa-Verlag.

Antonovsky, A. (1982): Health, Stress and Coping. 1. Edition, 4. Druck. San Francisco [u.a.]: Jossey-Bass.

Antonovsky, A. (1993): Gesundheitsforschung versus Krankheitsforschung. In: Broda, M.; Franke, A. (Herausgeber): Psychosomatische Gesundheit. Versuch einer Abkehr vom Pathogenese-Konzept. Tübingen: dgvt.

Antonovsky, A. (1997): Salutogenese. Zur Entmystifizierung der Gesundheit. Deutsche erweiterte Herausgabe von A. Franke. Tübingen: dgvt.

AOK Sachsen (2007): jojo - AOK Kindermagazin. ohne Jahrgang, Ausgabe 3/2007. Bad Homburg: wdv Gesellschaft für Medien & Kommunikation.

AOK Sachsen (2007 a): JO - AOK Jugendmagazin. 34. Jahrgang, Ausgabe 3/2007. Bad Homburg: wdv Gesellschaft für Medien & Kommunikation.

AOK Sachsen (2007 b): vigo Bleibgesund JOBFIT, das AOK-Magazin für junge Berufseinsteiger. 11. Jahrgang, Ausgabe 3/2007. Bad Homburg: wdv Gesellschaft für Medien & Kommunikation.

AOK Sachsen (2007 c): Bleibgesund Life. 48. Jahrgang, Ausgabe 3/2007. Bad Homburg: wdv Gesellschaft für Medien & Kommunikation.

AOK Sachsen (2007 d): Bleibgesund Plus. 48. Jahrgang, Ausgabe 3/2007. Bad Homburg: wdv Gesellschaft für Medien & Kommunikation.

Beck, C.H. (2006): Sozialgesetzbuch. Textausgabe mit ausführlichem Sachregister und einer Einführung von Professor Dr. Schulin. 33., vollständig überarbeitete Auflage. Stand: 20. Januar 2006. München: Deutscher Taschenbuch Verlag.

Bengel, J. / Strittmatter, R. / Willmann, H. (2001): Forschung und Praxis der Gesundheitsförderung Band 6. Was erhält Menschen gesund? Antonovskys Modell der Salutogenese - Diskussionsstand und Stellenwert. Eine Expertise im Auftrag der BZgA. Erweiterte Neuauflage. Köln: Bundeszentrale für gesundheitliche Aufklärung.

Psychrembel (2002): Klinisches Wörterbuch. 259., neu bearbeitete Auflage. Berlin: de Gruyter.

Robert Koch-Institut, Bundes-Gesundheitssurvey (1998): Body-Mass-Index im Bundes-Gesundheitssurvey 1998 in Deutschland. Online im Internet: „URL:http://www.gbe-bund.de/gbe10/ergebnisse.prc_tab?fid=4230& suchstring= Übergewicht&query_id=&sprache=D&fund_typ=TAB& methode=1&vt=&verwandte=1&page_ret=0&seite=&p_lfd_nr=1&p_news =&p_sprachkz=D&p_uid=gast&p_aid=14047796&hlp_nr=3&p_janein=J".

Anlage: Kategorien der Gesundheitsförderung.

Tabelle 5: Eingruppierung in die 4 plus 1 Kategorien der Gesundheitsförderung.

jojo - AOK Kindermagazin 02/2007		
Seite 4-5	**FASTFOOD Essen auf die Schnelle:** [...]	E
Seite 9	**MOBBING Jetzt langt's: Jonas hilft** [...]	
Seite 11-14	**VERKEHRSSICHERHEIT Du willst rätseln,** [...]	
JO - AOK-Jugendmagazin 03/2007		
Seite 4-7	schlafen - guten abend, gute nacht ...	
Seite 10-11	achtung, laut! wie mp3-player uns krank machen	
Seite 16-17	splashdiving - meisterschaft im ar***bomben	B
vigo Bleibgesund **JOBFIT** 03/2007		
Seite I-IV	**ABGEFAHREN!**	B
Seite 8-9	**PLAUDERSTUNDE**	E
Seite 10-11	**KAMPFLEKTION**	B
Seite 12	infact > **URLAUBSAPOTHEKE**	
Seite 22-23	incontact > **AOK-LEISTUNGEN**	G + F
Bleibgesund Life 03/2007		
Seite 5-7	**Kontrolle ist besser** Früherkennung schützt vor [...]	F
Seite 8	**Endlich Sonne!** Der AOK-Haut-Check gibt Sicherheit.	F
Seite 20-23	**Wir haben mitgemacht!** Die AOK bietet [...]	G
Seite 24	**Sattelfest** AOK-Aktion „Mit dem Rad zur Arbeit."	B
Seite 26-27	**Höher, schneller, weiter** Sport für Einsteiger: [...]	B
Seite 29-31	**Das Gute von nebenan** Wer eine Alternative zu [...]	E
Seite 33-36	**Genuss bis in die Spitzen** Sächsischer Spargel [...]	E
Seite 39	**Hauptsache viel Spaß** Auf zum AOK-Familientag [...]	B
Seite 40-41	**Nachwuchs vor!** Seit dem „Sommermärchen" [...]	B
Seite 44-45	**Besser im Griff** Mithilfe der AOK können kleine [...]	
Seite 49	**Fit in den Ferien** [...]	B
Bleibgesund Plus		
Seite 5-7	**Wir haben mitgemacht!** Mit der AOK kann man [...]	G
Seite 10-12	**Paddeln, putten, boulen** Leicht zu erlernende [...]	B
Seite 20-21	**Kontrolle ist besser** Bei der AOK haben die [...]	F
Seite 24-27	**Ganz unverkrampft** Dicke Beine im Sommer [...]	
Seite 28	**Mit Spaß zum Ziel** Bewegung für Alt und Jung: [...]	B
Seite 30-32	**Alles drin, was wichtig ist** Was eine Mahlzeit [...]	E
Seite 40	**Zusammen bewältigen** Selbsthilfegruppen helfen [...]